Basische Ernährung Kochbuch

Die 65 leckersten basischen Rezepte zu mehr Wohlbefinden und Energie, inkl. großer Lebensmitteltabelle & Bonus Smoothierezepte

von Cosima Glaser

2. Auflage

ISBN: 9781792117176

Inhalt

Einleitung

Gesundheit – das wünschen sich viele Menschen. Doch wie kann man die Gesundheit des eigenen Körpers herstellen und beibehalten? Neben Schlaf, Atmung und der eigenen Denkweise, spielen die Lebensmittel, die wir täglich verzehren, eine sehr entscheidende Rolle. Durch eine basische Ernährung lassen sich Krankheiten vorbeugen und das allgemeine Wohlbefinden steigern.

Viele Menschen ernähren sich, ohne auf ihren Säure-Basen-Haushalt zu achten. Stark verarbeitete Fertigprodukte, wozu auch Energy-Drinks und ähnliches zählen, pasteurisierte homogenisierte Milchprodukte, Getreideprodukte aus Auszugsmehlen, Seitan-Produkte, zu viel Zucker, Alkohol und Koffein sind oftmals in der täglichen Ernährung enthalten. Dies führt zur Übersäuerung des Körpers und somit zum Ungleichgewicht des Säure-Basen-Haushalts.

In einem übersäuerten Körper haben Viren, Bakterien und Co. ein leichtes Spiel und es treten verschiedene Krankheiten auf. Von Kopfschmerzen, Verdauungs- und Hautproblemen über Schlafstörungen und häufigen Infekten zu chronischen Krankheitsbildern. Es gibt verschiedene Wege, wie sich die Übersäuerung des Körpers bemerkbar macht.

In diesem Kochbuch über die basische Ernährung werden Sie erfahren, wie Sie in Ihren Körper einen ausgeglichenen Säure-Basen-Haushalt herstellen können und gesund bleiben. Basische Lebensmittel werden vorgestellt und die Funktionsweise des Körpers mit Säuren und Basen erklärt. Keine Sorge, bei der basischen Ernährung geht es nicht allein um die Gesundheit – nein, gut schmecken soll es auch. Es gibt genügend Lebensmittel, die zu köstlichen basischen Mahlzeiten verarbeitet werden können. Dazu finden Sie in diesem Kochbuch verschiedene Ideen: Frühstücksvarianten, Salate, warme Mahlzeiten und Suppen, kalte Gerichte, sowie Desserts. Im Bonusteil sind etliche Smoothie-Kreationen aufgeführt.

Und nun wünsche ich Ihnen einen energiereichen Start in die basische Ernährung – für die Steigerung Ihrer Vitalität!

Cosima Glaser

Funktion des Säure-Basen-Haushalts

Der Säure-Basen-Haushalt ist ein physiologischer Regelkreis im Körper. Er hält den pH-Wert des Blutes in einem konstanten Bereich (pH-Wert von 7,4 (±0,05)) und wird über den Stoffwechsel reguliert. Dazu zählen unter anderem auch die Puffereigenschaften des Blutes sowie der Gewebe (Puffer sind Schutzvorrichtungen, die das Abweichen der pH-Werte in den Zellen und Körperflüssigkeiten abfangen, geringe Schwankungen der pH-Werte sind normal.), die Ausscheidungsmechanismen der Niere und die Atmung.

Stoffwechselendprodukte werden ausgeschieden über die Ausatemluft (Wasser und CO2), Schweiß (Wasser, Harnstoff und Salze), Harn (Wasser, Harnstoff und Salze) und Kot (unverdauliche Nahrungsreste).

Bei einer schlechten Ernährungsweise fallen allerdings auch Stoffwechselendprodukte an, welche nicht ausgeschieden werden können. Diese lagern sich dann in den Zellen ein und belasten den Körper mit der Zeit immer mehr.

Es kommt zur Übersäuerung, das heißt die Körperregionen sind entweder zu sauer (Bindegewebe, Lymphe, Dünndarm) oder zu wenig sauer (Scheide, Magen, Dickdarm). Die basische Ernährung wirkt hier vorbeugend und auch dagegen.

Die basische Ernährung und der pH-Wert

Der pH-Wert ist ein Messwert für den Grad der sauren oder basischen Reaktionen einer wässrigen Lösung. Dabei wird die Konzentration der in dieser Lösung enthaltenen Wasserstoff-Ionen gemessen. Zu 70 Prozent besteht der menschliche Körper aus Wasser. Aufgrund dessen laufen alle Stoffwechselfunktionen in einem wässrigen Milieu ab. So kann man den pH-Wert des Körpers in den ausscheidenden Flüssigkeiten messen.

Die pH-Skala ist eingeteilt in den Säuregraden (es wird auch Säuregrad genannt, wenn der Wert im basischen Bereich liegt) 1 bis 14. Dabei ist 0 der stärkste Säuregrad und 14 der höchste basische Punkt. Ein pH-Wert von 7 ist neutral. Somit sind alle Werte unter 7 sauer und alle Werte über 7 basisch.

Wie bereits erklärt, hält der Säure-Basen-Haushalt den pH-Wert des Blutes im konstanten Bereich, was sehr wichtig für die Gesundheit ist. Die Stoffwechselvorgänge laufen optimal, wenn der pH-Wert des Blutes zwischen 7,35-7,44 ist.

Dazu ist es wichtig zu wissen, dass der Körper in jeder Lebenslage anstrebt, den pH-Wert des Blutes zu halten, da bereits eine geringe Änderung dessen von unter 7,35 lebensgefährlich sein kann (siehe dazu „akute Azidose“).

Hauptsächlich besteht der Mensch aus basischen Bereichen, aber es gibt auch saure Regionen. Beispielsweise der Magen. Hier wird die Säure unbedingt benötigt, um Nahrungsmittelbestandteile aufschließen und aufnehmen zu können und zum Abtöten von Krankheitserregern, die mit der Nahrung verschluckt werden.

Will man den pH-Wert des Harns messen, kann ein Urintest aus der Apotheke geholt werden. Dann werden auf drei aufeinander folgenden Tagen, immer morgens, mittags und abends, die Werte notiert. Nach den drei Tagen berechnet man den Durchschnittswert der neun Werte. Dabei ist es wichtig zu beachten, dass es sich um die pH-Werte des Harns handelt und diese morgens zwischen 6,2 und 6,8 und abends zwischen 6,8 und 7,4 liegen sollten. Sind die Werte nicht optimal ausgefallen, muss man nicht gleich in Panik ausbrechen! Die basische Ernährung kann den Säure-Basen-

Haushalt wieder regulieren. Wichtig ist, dass man ab diesem Zeitpunkt konsequent auf seine Ernährung achtet und sich und seinem Körper Zeit gibt. Außerdem gilt, dass, wenn trotz einer basischen Ernährung nach spätestens drei bis sechs Monaten keine körperlichen Verbesserungen auftreten, zusätzlich zur Ernährungsumstellung ein Arzt aufgesucht wird und die Organfunktionen untersucht werden. Denn die basische Ernährung hilft zwar in den meisten Fällen, doch nicht in jedem Fall reicht sie allein aus.

Chronische Übersäuerung und Azidose

Wie bereits beschrieben, wird der Säure-Basen-Haushalt über den Stoffwechsel geregelt. Werden bestimmte Lebensmittel aufgenommen, die den Körper mit überschüssigen Säuren belasten, versucht dieser mit den basischen Puffersystemen, die Säuren zu neutralisieren oder durch Körperausscheidungen auszuspülen. Doch durch schlechte Ernährungsweisen und damit in Verbindung die Aufnahme von Inhaltsstoffen und Bestandteile von industriell verarbeiteten Nahrungsmitteln, welche vom menschlichen Organismus nicht bzw. nicht vollständig verarbeitet werden können, tagtäglich und über viele Jahre hinweg, schaffen die körpereigenen Regulationsmechanismen es nicht (mehr), ein gesundes Gleichgewicht des Säure-Basen-Haushalts herzustellen. So lagern sich Stoffwechselendprodukte in Zellen ein und es kommt zur Übersäuerung.

Es gilt zwischen der chronischen Übersäuerung und akuten Azidose zu unterscheiden.

Die akute Azidose ist lebensbedrohlich. Der Ph-Wert des Blutes sinkt dabei unter 7,35 und es gilt dies sofort notfallmedizinisch zu behandeln.

Die chronische Übersäuerung ist dagegen eine dauerhaft schleichende Form und nicht lebensbedrohlich. Der Säure-Basen-Haushalt ist hierbei ständig gestört und der Körper schafft es nicht von selbst, ein gesundes Gleichgewicht wiederherzustellen. Betroffene merken dies in verschiedenen Krankheiten und auch häufig erst nach vielen Jahren. Der Körper gilt allerdings als übersäuert, sobald die basischen Puffer aufgebraucht sind. Eine chronische Übersäuerung kann sich in sehr unterschiedlichen körperlichen Beschwerden zeigen, da jedes Organ anders darauf reagiert. Beispielsweise können Antriebsschwäche, schnelles Ermüden, Appetitlosigkeit, Muskel- und Gelenkbeschwerden, Bluthochdruck, Allergien, Diabetes, Haarausfall, häufige Infekte, Sodbrennen, Schlafstörungen, Unter- oder Übergewicht und Probleme mit der Haut erste Anzeichen sein.

Wie wirkt die basische Ernährung?

Die basische Ernährung bringt den Basen-Säure-Haushalt ins Gleichgewicht, was den Körper vor Übersäuerung und deren Folgen schützt. Es wird durch diese Ernährungsform ein Milieu hergestellt, wo sich Mikroorganismen, die positiv für die Gesundheit sind, gern ansiedeln. Die schädlich wirkenden Bakterien, Pilze, usw. haben im Gegenzug dazu keinen Nährboden mehr und werden „ausgehungert“. Damit hilft die basische Ernährung bei der Entsäuerung der Organe, unterstützt die Regulation der Produktion von Magensäure und fördert die Ansiedlung von den wertvollen Bakterien im Darm und der Scheide. Man fühlt sich leistungsfähiger, kann besser ein- und durchschlafen und die körpereigenen Zellen regenerieren sich schneller.

Gerade für Menschen mit einem schwachen Immunsystem ist die basische Ernährung optimal. Basische Lebensmittel sind reich an Mineralien und Spurenelementen, wie Calcium, Kalium, Magnesium und Eisen. Diese stärken das Immunsystem.

Will man abnehmen, ist die basische Ernährung ebenfalls gut geeignet. Die typisch einseitigen Diäten, sowie Fastenkuren können schädigend für den Säure-Basen-Haushalt sein. Gerade beim Fettabbau können sich dabei Keto-Säuren bilden, die wiederum zu einem erhöhten Risiko einer Übersäuerung führen. Dies erfolgt mit einer basischen Ernährung nicht.

Auch Mediziner halten die basische Ernährung für sinnvoll. Die Reduzierung von gesundheitsschädlichen und die Erhöhung von gesundheitsfördernde Lebensmitteln fördert allgemein die Gesundheit des Körpers.

Zusätzlich zur basischen Ernährung und bei bestehender chronischer Übersäuerung, kann man Basenpräparate zu sich nehmen, die eine Entsäuerungstherapie unterstützen.

Zu Beginn der Umstellung auf eine basische Ernährung ist es notwendig, die kompletten Lebensmittelvorräte umzuändern. Alle Lebensmittel sollten in Bio-Qualität sein. Die Grundnahrungsmittel sind Gemüse, Salate, Kräuter, Nüsse, Samen und Sprossen. Tierische Lebensmittel sollten unbedingt aus dem Speiseplan verschwinden oder zumindest aus biologischer Tierhaltung sein und in sehr geringen Mengen und sehr selten gegessen werden. Milchprodukte, außer Butter und Sahne, sollten ebenfalls nicht mehr konsumiert werden. Wenn das anfangs noch zu schwerfällt, dann zumindest in Maßen genießen und auf Bio-Qualität und möglichst Rohform achten (Rohmilchprodukte). Früchte ebenfalls in geringen Mengen und statt zuckerhaltiger Zwischenmahlzeiten genießen. Es gilt die herkömmlichen Getreide durch Pseudogetreide (Buchweisen, Hirse, ...) zu ersetzen oder zumindest glutenfreie Produkte zu essen. Weinessig kann durch frisch gepressten Zitronensaft oder naturtrüben Apfelessig ersetzt werden. Fett sollte eine hohe Qualität aufweisen, wie beispielsweise Butter aus Rohmilch, natives kaltgepresstes Oliven-, Lein- und Hanföl zum Salat oder pur genossen, Kokos- sowie spezielles Bio-Bratöl fürs Kochen und Backen. Zum Trinken sind kohlensäurefreie Getränke, wie Wasser, Kräutertees und spezielle Basenkräutertees, als auch in geringen Mengen Malzkaffe als Kaffeeersatz geeignet.

Versuchen Sie schrittweise die basische Ernährung in Ihren Alltag zu integrieren. Bereiten Sie abends das Frühstück und eventuell auch Mittagessen vor, machen Sie sich einen Ernährungsplan mit täglichen Rezeptvorschlägen und variieren Sie mit den Lebensmitteln. Wichtig ist, dass Sie genug trinken und darauf achten, rohe Lebensmittel (Rohkost) bis maximal 14 Uhr zu verzehren. Danach ist es für den Körper schwerer verdaulich und belastet nur unnötig den Organismus. Daher gilt, nach 14 Uhr ausschließlich gegartes Gemüse zu verzehren. Die Lebensmittelmischungen pro Mahlzeiten sollten nicht zu gemischt sein, es gilt dabei maximal 4 verschiedene Gemüse- oder Obstsorten zu wählen und auch nicht zu stark zu würzen. Grundsätzlich sollten immer reife Früchte verzehrt werden und die Zubereitung so schonend, wie möglich erfolgen, das heißt zum Beispiel lieber dämpfen statt kochen oder braten. Hören Sie beim Essen außerdem auf Ihren Körper. Bewusstes und achtsames essen, ordentliches, mehrfaches Kauen der Nahrung, nicht den kompletten Teller leer essen und auch nicht jedes Lebensmittel verzehren, ist sinnvoll. Denn Ihr Körper weiß, was ihm guttut!

Basische Lebensmittel

Basische Lebensmittel gehören selbstverständlich zur gesunden basischen Ernährung dazu. Ein Richtwert ist, sich circa zu 80 % von basischen Lebensmitteln zu ernähren und die anderen 20 % dürfen gute Säurebildner sein. Diese braucht der Körper, denn eine ausschließlich basische Ernährungsform würde den pH-Wert in die Höhe treiben. Dadurch wäre der Säure-Basen-Haushalt unausgeglichen, was wiederum schlecht für den Körper ist.

Es sollte beachtet werden, dass es basisch gesunde und auch basisch ungesunde Lebensmittel gibt. Beispielsweise gelten Wein, Nuss-Nugat-Brotaufstrich und Bier als basisch, allerdings nicht gesund.

Basische Lebensmittel, die auch als gesund gelten, zeichnen sich unter anderem aus durch einen hohen Wasser- und Basengehalt, vielen Bitterstoffen, Antioxidantien, und Vitaminen. Durch den Verzehr dieser Lebensmittel wird die Basenbildung sowie Entgiftung im Körper angeregt, die Organe werden entlastet und das Immunsystem unterstützt. Zudem wird die Darmgesundheit gefördert.

Unter dem folgenden Link ist eine Liste von basischen Lebensmitteln zu finden. Diese kann heruntergeladen und ausgedruckt werden.

Der Link zum Download:

bit.ly/BasischeLebensmittel

Zudem sind in der Lebensmitteltabelle einige gute Säurebildner angegeben. Von diesen kann man geringe Mengen verzehren, insbesondere während der Ernährungsumstellung.

Weiter gibt es noch neutral einzustufende Lebensmittel, wozu beispielsweise Ghee, Butter und Sahne in Bio-Qualität gelten.

Säurebildende Lebensmittel

Wie bereits erklärt, muss man besonders in der Anfangszeit der Ernährungsumstellung nicht komplett auf säurebildende Lebensmittel verzichten. Allerdings sollten die Lebensmittel bewusst ausgewählt werden. Zu unterscheiden sind hier sauerwirkende Lebensmittel, die reich an Nährstoffen sind – den sogenannten „guten Säurebildner“ und im Gegenzug dazu die „schlechten Säurebildner“. Diese gilt es zu meiden.

Gute Säurebildner sind in der Lebensmitteltabelle mit angegeben (siehe Kapitel „Basische Lebensmittel“).

Schlechte Säurebildner weisen viele sauer wirkende Mineralien, Spurenelemente, sowie säurebildende Aminosäuren auf. Sie sind arm an Bitterstoffen, enthalten wenig Wasser und hinterlassen saure Stoffwechselrückstände. Dadurch belasten sie die Organe, verhindern die körpereigene Entgiftung, stören die Darmgesundheit und fördern so Krankheiten. Beispiele für schlechte Säurebildner sind sämtliche stark verarbeitete Nahrungsmittel, wie Fertigprodukte (darunter zählen bspw. Ketchup, Senf, Speiseeis, ...) und auch

Fertiggetränke (Softdrinks und kohlensäurehaltige Getränke, selbst Mineralwasser), generell alle Produkte aus der konventionellen Massentierhaltung (Milch, Eier, Fisch, Fleisch), Milchprodukte aus pasteurisierte, hocherhitzter oder homogenisierter Milch, Getreideprodukte aus Auszugsmehlen (Kuchen, Gebäck, Nudeln, Fertigmüslis, etc.), stark verarbeitete Sojaprodukte (siehe Hinweis auf der Verpackung „TVP“ – texturiertes Sojaprotein), Produkte aus Seitan (vegetarische Würstchen, Aufschnitt, usw.), Produkte mit Haushaltszucker, Alkohol, sowie Koffein. All diese Nahrungsmittel gilt es zu vermeiden.

Frühstück

Frühstücksbrei

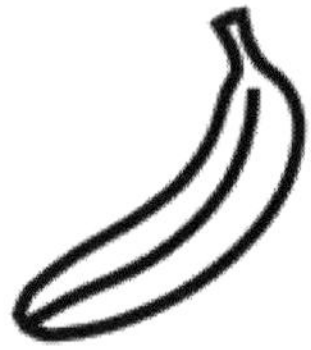

Portionen: 1
Schwierigkeit: einfach

Zutaten:

- ✓ 1 Karotte
- ✓ 1 Apfel
- ✓ 1 Banane
- ✓ eine kleine Hand abgezogene Mandeln
- ✓ einige wenige Rosinen oder andere Trockenfrüchte, für die Süße

Zubereitung:

1. Karotte, Apfel und Banane grob zerkleinern und in eine Schüssel geben.
2. Nun die Mandeln und die Trockenfrüchte hinzufügen.
3. Alles fein pürieren und genießen.

Müsli Mandarine – Kiwi

Portionen: 1
Schwierigkeit: einfach

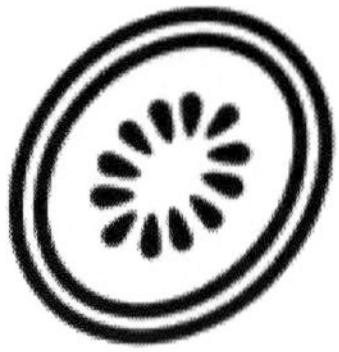

Zutaten:

- ✓ 150 ml Kokosmilch
- ✓ 1 Mandarine
- ✓ 1 Kiwi
- ✓ 30 g Kokosflocken
- ✓ 1 EL Leinsamen
- ✓ 1 EL Buchweizenkeime

Zubereitung:

1. Leinsamen spülen. Nun mit der Kokosmilch, den Kokosfocken und den Buchweizenkeimen vermengen.
2. Mandarine und Kiwi schälen, stückeln und unter die Masse geben.
3. Gewünschte Portion in ein Schälchen füllen und es sich schmecken lassen.

Hirse-Porridge

Portionen: 2
Schwierigkeit: einfach

Zutaten:

- ✓ 120 g Hirse
- ✓ 200 g Wasser
- ✓ 150 g Kokosmilch, frisch
- ✓ 1 Apfel
- ✓ 4 Aprikosen, getrocknet
- ✓ 1 Prise Zimt
- ✓ 2 EL Kokosflocken
- ✓ 1 EL Sesam
- ✓ 2 EL Leinsamen

Zubereitung:

1. Die Hirse gründliche abspülen. Mit den Leinsamen, Sesam, Wasser und der Kokosmilch zum Kochen bringen.
2. Apfel waschen, entkernen. Nun Apfel und Aprikosen zerkleinern, in den Topf geben und mitkochen lassen.
3. 5 Minuten ohne Deckel köcheln. Anschließend das Hirse-Porridge auf halber Hitze mit geschlossenem Deckel quellen lassen.
4. Wenn das Porridge zu dickflüssig ist, kann man es mit Kokosmilch strecken, bis es die gewünschte Konsistenz hat.
5. Zum Schluss Zimt und Kokosflocken unterrühren und es sich schmecken lassen.

Basisches Müsli

Portionen: 2
Schwierigkeit: mittel

Zutaten:

- ✓ 20 g Hirse
- ✓ 50 g Buchweizen
- ✓ 30 g Kürbiskerne
- ✓ 30 g Sonnenblumenkerne
- ✓ 30 g Mandeln
- ✓ 3 Datteln
- ✓ 1 Apfel
- ✓ etwas Zimt
- ✓ 400 g Wasser

Zubereitung:

1. Buchweizen, Hirse und Nüsse mit einem geeigneten Küchengerät, zum Beispiel mit einem leistungsstarken Smoothie-Maker zerkleinern und in einen Topf geben.
2. Datteln gut zerkleinern und mit in den Topf geben.
3. Die Zutaten im Topf mit dem Wasser zum Kochen bringen. Anschließend die Temperatur herunterdrehen und 3 Minuten garen.
4. In der Zwischenzeit einen Apfel waschen, schälen und in mundgerechte Stücke schneiden.
5. Das Müsli vom Herd nehmen und den Apfel, sowie Zimt zum Verfeinern hinzufügen und genießen.

Hinweis: Das basische Müsli lässt sich auch auf Vorrat herstellen. Dafür einfach größere Mengen ohne frisches Obst vorbereiten und luftdicht aufbewahren. Die basische Müslimischung hält sich so mehrere Wochen.

Müsli Aprikose – Rosine

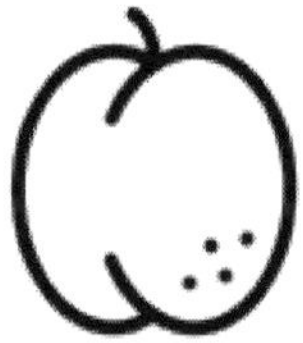

Portionen: 1
Schwierigkeit: einfach

Zutaten:

- ✓ 100 ml Mandelmilch, selbst hergestellt
- ✓ 4 Aprikosen getrocknet
- ✓ 1 EL Rosinen
- ✓ 1 EL Buchweizenkeime
- ✓ Eine kleine Hand voll Mandeln

Zubereitung Müsli:

1. Getrocknete Aprikosen in Wasser einweichen, nach dem Quellen ausdrücken und klein schneiden.
2. Aprikosen und Rosinen in eine Schale füllen.
3. Mandelmilch mit dem Obst verrühren und mit Buchweizenkeimen vermengen.
4. Zum Schluss mit Mandeln garnieren und genießen.

Müsli mit Pfirsich und Mandarinen

Portionen: 1
Schwierigkeit: einfach

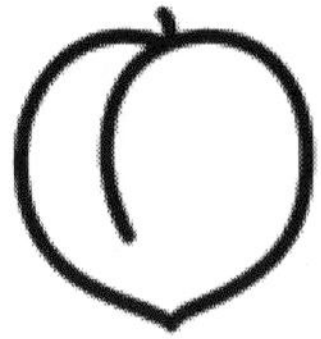

Zutaten:

- ✓ 100 g Mandelmilch, selbst hergestellt
- ✓ 1 Pfirsich
- ✓ 1 Mandarine
- ✓ 30 g Kokosflocken
- ✓ 1 EL Quinoakeime
- ✓ 1 EL Leinsamen

Zubereitung:

1. Leinsamen und Keime spülen. Nun mit Mandelmilch und Kokosflocken vermengen.
2. Als nächstes Pfirsich waschen, entkernen und zerkleinern.
3. Mandarine schälen und ebenfalls in kleine Stücke teilen.
4. Das Obst auf die Masse geben und schmecken lassen.

Früchte Frühstück

Portionen: 2
Schwierigkeit: einfach

Zutaten:

Für das Frühstück

- ✓ 2 Bananen
- ✓ 2 Äpfel
- ✓ 1 Handvoll Beeren (Himbeeren, Erdbeeren, Johannisbeeren)

Flüssige Zutaten und Gewürze

- ✓ 100 ml Kokosmilch, frisch
- ✓ 4 EL Kokosflocken

Zubereitung:

1. Bananen mit der Gabel zerdrücken und auf 2 Schalen aufteilen.
2. Äpfel grob reiben und jeweils unter die Bananen heben.
3. Kokosmilch mit Kokosflocken verrühren, über Obst geben und mit den Beeren toppen.
4. Servieren und genießen.

Salate

Champignon-Salat

Portionen: 4
Schwierigkeit: einfach

Zutaten:

- ✓ 500 g frische Champignons, geputzt
- ✓ 3 EL Hanföl, kaltgepresst
- ✓ 2 EL frische Kräuter, gehackt
- ✓ 1 EL Zitronensaft
- ✓ 1 Prise Salz und Pfeffer

Zubereitung:

1. Champignons putzen und in dünne Scheiben schneiden.
2. Nun das Hanföl, Zitronensaft, Salz und Pfeffer zu einer Salatsoße verrühren und abschmecken.
3. Die Champignons vorsichtig mit der Salatsoße vermischen.
4. Zum Schluss Salat mit Kräutern verfeinern und genießen.

Gurkensalat mit Estragon

Portionen: 2
Schwierigkeit: einfach

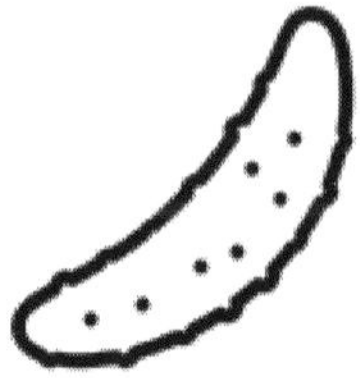

Zutaten:

- 300 g grüne Gurke
- 1 EL Mandelmus
- ½ Orange, Saft auspressen
- ½ Handvoll Estragon-Blättchen
- Salz & Pfeffer, weiß

Zubereitung:

1. Gurke schälen und in dünne Scheiben hobeln.
2. Mandelmus mit Orangensaft verrühren. Die Masse mit Salz und Pfeffer würzen, abschmecken und mit dem Estragon unter die Gurkenscheiben heben.
3. Guten Appetit!

Feldsalat mit Oliven

Portionen: 1
Schwierigkeit: einfach

Zutaten:

- ✓ 70 g Feldsalat
- ✓ 1 kleine Schalotte
- ✓ 5 Oliven
- ✓ 1 EL kaltgepresstes Olivenöl
- ✓ Etwas Zitronensaft
- ✓ Salz & Pfeffer
- ✓ Frische Kräuter

Zubereitung:

1. Feldsalat waschen und in mundgerechte Stücke zupfen. Anschließend Schalotte schälen, zerkleinern und mit dem Salat in eine Schüssel geben.
2. Für das Dressing Olivenöl, Zitronensaft, Salz und Pfeffer vermischen und zum Feldsalat geben.
3. Zum Schluss mit Oliven und frischen Kräutern garnieren.

Erdbeer-Rucola-Salat

Portionen: 4
Schwierigkeit: einfach

Zutaten:

Für das Dressing:

- ✓ 4 EL Orangensaft
- ✓ Salz
- ✓ Pfeffer
- ✓ 1 Prise Kokosblütenzucker
- ✓ 2 EL Traubenkernöl

Für den Erdbeer-Rucola-Salat:

- ✓ 400 g Erdbeere
- ✓ 100 g Rucola
- ✓ 12 Blätter Basilikum
- ✓ 1 TL Pfefferbeere, rot

Zubereitung:

1. Die Erdbeeren waschen und gut abtropfen lassen. Stielansatz und Blättchen abzupfen und die Erdbeeren quer in Scheiben schneiden.
2. Anschließend Rucola von den groben Stielen befreien, waschen und sehr gut abtropfen lassen.
3. Erdbeeren, Rucola und Basilikum auf Tellern anrichten.
4. Für das Dressing Orangensaft, Zucker und Traubenkernöl vermengen und mit Salz und Pfeffer abschmecken.
5. Zum Schluss das Dressing mit dem Salat vermengen und es sich schmecken lassen.

Herbstsalat

Portionen: 4
Schwierigkeit: einfach

Zutaten:

Für den Salat

- ✓ 1 Roma-Salat
- ✓ 1 kleiner Radicchio-Salat
- ✓ 1 Karotte, schälen und fein reiben
- ✓ 1 mittelgroße Petersilienwurzel, schälen und fein reiben
- ✓ 1 roter Apfel, waschen, entkernen und in kleine Würfel schneiden
- ✓ 1 Avocado, entkernen und in kleine Würfel schneiden
- ✓ 2 Schalotten, in feine Ringe schneiden
- ✓ 2 Hand voll Mandeln, fein hacken

Für das Dressing

- ✓ 1 Orange, entsaften
- ✓ 1 Limette, entsaften
- ✓ 3 EL kaltgepresstes Olivenöl
- ✓ 1 EL kaltgepresstes Sonnenblumenöl
- ✓ 1 EL Kokosblütenzucker
- ✓ Salz
- ✓ schwarzer Pfeffer aus der Mühle

Zubereitung:

1. Blätter vom Roma-, wie auch vom Radicchio-Salat waschen und klein zupfen, trocken in eine große Salatschüssel geben.
2. Karotte und Petersilienwurzel zusammen mit Apfelstücke, Avocadowürfel und Schalottenringe zu den Salaten hinzugeben.
3. Für das Dressing Saft aus der Orange und Limette mit den Ölen und Kokosblütenzucker vermengen. Mit Salz und Pfeffer abschmecken.
4. Das Dressing mit dem Salat vermengen und mit gehackten Mandeln verfeinern.

Blumenkohlsalat

Portionen: 2
Schwierigkeit: mittel

Zutaten:

Für den Salat

- ✓ 400 g frischer Blumenkohl in sehr kleine Röschen teilen (Alternativ dazu kann auch Brokkoli oder Weißkohl verwendet werden).

Für das Dressing

- ✓ 4 EL frisch gepresster Zitronensaft
- ✓ 4 EL kaltgepresstes Olivenöl oder Hanföl
- ✓ 3 EL Wasser
- ✓ 1 EL weißes Mandelmus
- ✓ Etwas Salz
- ✓ 1 Prise Kurkuma
- ✓ 1 Prise Kreuzkümmel
- ✓ 4 Stängel Koriander, fein hacken

Zubereitung:

1. Blumenkohl in kochendes Salzwasser geben und bissfest garen. Anschließend in eine Schüssel geben, beiseitestellen und abkühlen lassen.
2. Für das Dressing Zitronensaft, Öl, Wasser und Mandelmus leicht cremig mixen. Mit Salz, Kurkuma und Kreuzkümmel pikant abschmecken. Das Dressing über den abgekühlten Blumenkohl geben und 30 Minuten ziehen lassen.
3. Zum Schluss nochmals abschmecken und mit Koriander bestreuen. Genießen.

Spinatsalat mit Mango

Portionen: 4
Schwierigkeit: einfach

Zutaten:

- ✓ 10 g Dattelsirup
- ✓ 150 g Mango (ohne Kern und Schale)
- ✓ 40 g Sonnenblumenkerne
- ✓ 150 g Spinat (frisch)
- ✓ 100 g Karotten
- ✓ 1 Prise Salz & Pfeffer
- ✓ 20 g Olivenöl

Zubereitung:

1. Zunächst Spinat waschen und abtropfen lassen.
2. Dann Mango schälen und würfeln. Karotten ebenfalls schälen und in dünne Stifte schneiden. Alles miteinander vermengen.
3. Für das Dressing Olivenöl, Sirup, Salz und Pfeffer vermengen und über den Salat geben.
4. Salat mit Sonnenblumenkerne garnieren und genießen.

Warme Gerichte

Backkartoffel mit Portulakpesto

Portionen: 2
Schwierigkeit: einfach

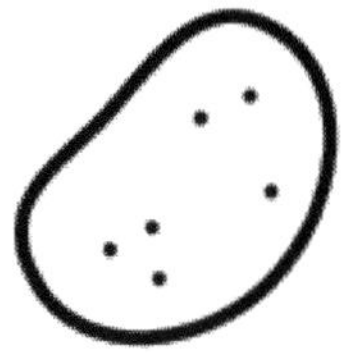

Zutaten:

- ✓ 4 große Kartoffeln, mehlig
- ✓ 1 Bund Sommerportulak
- ✓ 4 EL Olivenöl
- ✓ 2 EL Hanfsamen
- ✓ 3 EL Mandeln
- ✓ Etwas Limettensaft
- ✓ Etwas Salz, Pfeffer und evtl. Chilli

Zubereitung:

1. Die Kartoffeln waschen und bei 220° C im Backofen 1 Stunde backen, bis sie weich sind.
2. Währenddessen den Portulak waschen und aussortieren.
3. Portulak, Öl, Hanfsamen, Mandeln, Limettensaft und Gewürze pürieren.
4. Ofenkartoffel mit Pesto servieren.

Basische Kartoffelpfanne

Portionen: 2
Schwierigkeit: einfach

Zutaten:

- ✓ 550 g kleine Kartoffeln – waschen, schälen und in Würfel oder Scheiben schneiden
- ✓ 2 EL Kokosöl
- ✓ 300 ml Gemüsebrühe, basisch
- ✓ 1 TL Paprikapulver, edelsüß
- ✓ 1 Prise Chiliflocken
- ✓ 1 TL Majoran
- ✓ Etwas Salz
- ✓ Schwarzer Pfeffer aus der Mühle

Zubereitung:

1. Das Öl in einer Pfanne erhitzen, die Kartoffeln dazugeben und 3-5 Minuten anbraten, gelegentlich wenden.
2. Mit Salz, Pfeffer, Majoran, Paprikapulver und Chiliflocken würzen. Anschließend mit Gemüsebrühe ablöschen und ca. 15 Minuten garen. Dabei ab und zu umrühren.
3. Probieren und gegebenenfalls mit Salz und Pfeffer nachwürzen.
4. Guten Appetit!

Kürbis-Kartoffel-Gnochi-Pfanne

Portionen: 2
Schwierigkeit: mittel

Zutaten:

- ✓ 500 g Kartoffeln, mehlig kochend
- ✓ 250 g Hokkaido-Kürbis
- ✓ 100 g Schalotten
- ✓ Kartoffelstärke, je nach Bedarf
- ✓ 1 Paprika
- ✓ 100 g Champignons
- ✓ Petersilie
- ✓ Salbei
- ✓ Etwas Salz & Pfeffer

Zubereitung:

1. Kartoffeln kochen und etwas abkühlen lassen. Anschließend durchpressen.
2. Kürbis grob reiben. Schalotten in kleine Würfel schneiden. Kürbis zusammen mit Schalotten anschwitzen, dann mit Kräuter würzen.
3. Gepresste Kartoffeln mit der Kürbismasse mischen, abschmecken und abkühlen lassen. Dann soviel Kartoffelstärke hinzugeben, bis der Teig die Konsistenz von einem Mürbeteig hat.
4. Einen großen Topf mit Salzwasser aufkochen, dann runterdrehen. Gnochi von dem Teig abstechen und im heißen, nicht mehr kochendem Wasser circa drei Minuten ziehen lassen.
5. In dieser Zeit eine Pfanne mit Öl erhitzen und nach dem Ziehen der Gnochi diese mit einer Schaumkelle direkt in die Pfanne geben. Die Gnochi goldgelb anbraten und auf einem Blech geben.
6. In der Pfanne die Champignons und Paprika anbraten, abschmecken und die Gnochi wieder hinzufügen.
7. Alles abschmecken und servieren.

Sellerieschnitzel mit Tomatensoße

Portionen: 2
Schwierigkeit: mittel

Zutaten Sellerieschnitzel:

- ✓ 2 Kartoffeln
- ✓ ½ Knollensellerie
- ✓ 100 g Mandeln, gehackt
- ✓ 1 EL Sonnenblumenöl
- ✓ Etwas Salz & Pfeffer

Zutaten Beilage & Tomatensoße:

- ✓ 3 mittelgroße Kartoffeln
- ✓ 2 Tomaten, in Würfel geschnitten
- ✓ 1 Orange, Saft
- ✓ 1 Schalotte, in Würfel geschnitten
- ✓ 100 ml Wasser
- ✓ Rosmarin & Thymian
- ✓ Etwas Salz & Pfeffer

Zubereitung:

1. Für die Schnitzel: Kartoffeln und Sellerie schälen, putzen, reiben, würzen, abschmecken und Schnitzel formen. Anschließend in den Mandeln wenden, im Öl in der Pfanne braten und danach noch im Ofen für 15 Minuten bei 160 ° C Umluft backen.
2. Für die Beilage: Kartoffeln schälen, würfeln und in Salzwasser kochen. Danach pürieren, würzen und abschmecken.
3. Für die Soße Tomaten, Orangensaft, Schalotte, Wasser und Gewürze miteinander in einer Kasserolle vermengen, aufkochen lassen und abschmecken. Pürieren und Konsistenz anpassen mittels Wasserzugabe.
4. Alles gemeinsam auf Teller anrichten und servieren.

Gemüselasagne

Portionen: 4
Schwierigkeit: mittel

Zutaten:

- ✓ 1 kg verschiedenes Gemüse (Karotten, Fenchel, Paprika, Kohlrabi, evtl. Pilze)
- ✓ 2 Knoblauchzehen, fein gehackt
- ✓ 1 kleines Glas in Öl eingelegte, getrocknete Tomaten
- ✓ 1 EL Bio-Butter, möglichst in Rohmilchqualität
- ✓ 2 EL Olivenöl
- ✓ ½ Liter basische Gemüsebrühe
- ✓ Etwas Oregano, Majoran, Thymian, Rosmarin und Muskat
- ✓ Etwas Salz und Pfeffer
- ✓ Je nach Belieben 150 ml Bio-Sahne
- ✓ Für die Zwischenschicht 1 Zucchini und 1 Aubergine

Zubereitung:

1. Gemüse waschen, evtl. schälen (bei Karotten und Kohlrabi) und sehr fein hacken oder reiben.
2. Die eingelegten, getrockneten Tomaten pürieren und mit der Gemüsemasse mischen. Anschließen alles zusammen in einer Pfanne mit Butter und Öl etwas andünsten.
3. Gemüsebrühe zum Ablöschen in die Pfanne geben, 10 Minuten einköcheln lassen und mit Gewürze abschmecken.
4. Gemüsemasse zur Seite stellen.
5. Zucchini und Aubergine in 0,5 cm Scheiben schneiden, salzen, in Öl anbraten und zur Seite stellen.
6. In eine gefettete Auflaufform einschichten in der Reihenfolge: Scheiben, dann Mus, dann Scheiben, mit Mus abschließen.
7. Wenn man mag, die Sahne darüber gießen, doch es schmeckt auch ohne.
8. Im vorgeheizten Backofen bei 160° C, Umluft circa 35 Minuten backen.
9. Guten Appetit!

Gefüllte Champions

Portionen: 4
Schwierigkeit: mittel

Zutaten:

- ✓ 20 große Champignons
- ✓ 5 Schalotten
- ✓ 1 Sellerieknolle
- ✓ 3 Knoblauchzehen
- ✓ 50 g Bio-Butter, möglichst in Rohmilchqualität
- ✓ ½ Bund Petersilie
- ✓ 1 Prise Salz
- ✓ etwas Pfeffer

Zubereitung:

1. Von den Champignons die Stiele entfernen und diese in kleine Würfel schneiden. Den Sellerie schälen und sehr fein würfeln. Schalotten schälen und grob zerhacken. Knoblauch ebenfalls schälen und fein zerhacken.
2. Die Butter erhitzen und die Selleriewürfel mit den Schalotten darin etwa 3 Minuten andünsten. Dann die Knoblauchzehen, ebenso wie die Sellerie- und Champignonwürfel dazugeben.
3. Nach weiteren 3 Minuten mit Salz und Pfeffer abschmecken. Nun die Champignonköpfe mit der Masse befüllen. Auf jeden Kopf ein Butterflöckchen setzen und im vorgeheizten Backofen bei 180°C 10 Minuten garen.
4. In der Zwischenzeit die Petersilie hacken und die Champignons vor dem Servieren damit bestreuen.
5. Guten Appetit!

Nudeln mit Pilzen

Portionen: 2
Schwierigkeit: einfach

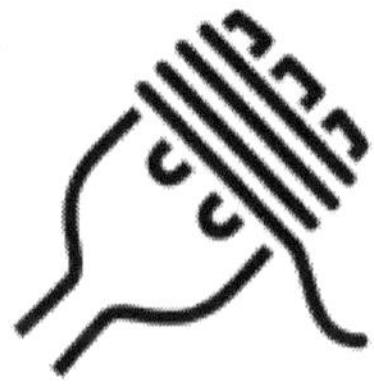

Zutaten:

- ✓ 250 g Hirsespaghetti
- ✓ 2-3 Zucchini
- ✓ 2 Schalotten
- ✓ 250 ml basische Gemüsebrühe
- ✓ 200 g Pilze (Champignons, Steinpilze)
- ✓ 100 g Cocktailtomaten
- ✓ 4 EL Olivenöl
- ✓ Etwas Basilikum
- ✓ Etwas Salz und Pfeffer

Zubereitung:

1. Hirsenudeln im Salzwasser garkochen.
2. 1 Schalotte abziehen, würfeln und in Öl andünsten.
3. Zucchini mit einem Gemüseschneider oder per Hand in feine Streifen bzw. zu Zucchinispaghetti schneiden. Zur Schalotte hinzufügen, etwas Gemüsebrühe dazugeben und alles zusammen weiterdünsten.
4. Die andere Schalotte ebenfalls abziehen, würfeln und in einer zweiten Pfanne mit Öl andünsten. Dazu die gesäuberten und klein geschnittenen Pilze geben. Etwas weiterdünsten.
5. Mit Gemüsebrühe ablöschen. Tomaten waschen, halbieren und dazugeben. Mit Basilikum, Salz und Pfeffer würzen.
6. Hirsespaghetti mit Zucchinispaghetti mischen, auf dem Teller anrichten, die Pilze darüber geben.
7. Guten Appetit!

Pizza zum Mittag

Portionen: 2
Schwierigkeit: einfach

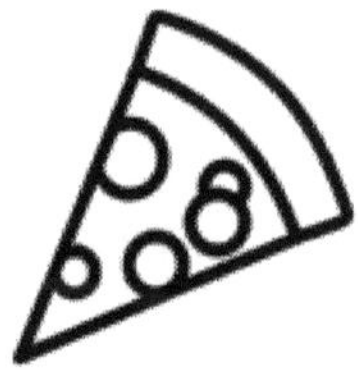

Zutaten für eine Pizza:

<u>Für den Teig</u>

- ✓ 200 g Kichererbsenmehl (möglichst aus gekeimten Kichererbsen)
- ✓ 300 ml Wasser
- ✓ 10 EL Olivenöl
- ✓ 200 g Tomaten
- ✓ 150 g Rukola
- ✓ 2 ½ TL Salz
- ✓ Etwas Pfeffer

Zubereitung:

1. Zuerst den Teig vorbereiten. Dazu das Mehl und Wasser miteinander verrühren. 4 EL Olivenöl, 1,5 TL Salz und etwas Pfeffer unterrühren. Danach etwa 4 Stunden ruhen lassen. Den Ofen vorheizen auf 200 ° C, Umluft und die Backform der Pizza mit aufheizen lassen. Anschließend Öl darauf streichen, den Teig einfüllen und goldbraun backen, in etwa 25 Minuten.
2. In dieser Zeit den Belag anrichten. Dafür die Tomaten waschen und mit 6 EL Öl und 1 TL Salz, sowie Pfeffer pürieren. Nach der Backzeit dieses Pesto auf die Pizza streichen, 5 Minuten weiterbacken und am Ende mit frischen Rukolablättern servieren.

Gefüllte Kohlrabis

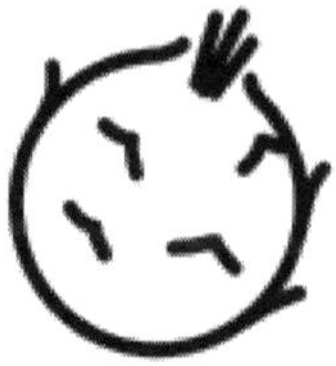

Portionen: 2
Schwierigkeit: einfach

Zutaten:

- ✓ 4 Kohlrabi
- ✓ 2 Karotten
- ✓ 1 Pastinake
- ✓ 2 Schalotten
- ✓ Eine Hand voll Erbsen
- ✓ 2 EL Sonnenblumenöl
- ✓ 1 Tasse basische Gemüsebrühe
- ✓ Etwas Galgant und frische Kresse
- ✓ Etwas Salz und Pfeffer

Zubereitung:

1. Karotten, Pastinake und Kohlrabi waschen und schälen. Kohlrabis aushöhlen und die Kohlrabireste, sowie Karotten und Pastinake fein hacken.
2. Die ausgehöhlten Kohlrabis in Salzwasser circa 20 Minuten garen, dann rausnehmen und abtropfen lassen.
3. Erbsen aus Schalen lösen.
4. Schalotte abziehen, fein hacken und in Öl andünsten. Gemüse hinzufügen.
5. Mit Gemüsebrühe ablöschen, würzen und etwas einköcheln lassen.
6. Die Masse in die ausgehöhlten Kohlrabis füllen und mit Kresse servieren.

Wirsingroulade mit Gemüse

Portionen: 2
Schwierigkeit: schwierig

Zutaten:

- ✓ 8 Wirsingblätter
- ✓ 2 Kartoffeln
- ✓ 1 Karotte
- ✓ 1 gelbe Rübe
- ✓ 10 Maronen/Esskastanien, gekocht
- ✓ 20 g Pilze (Kräuterseitlinge)
- ✓ 1 grüne Gurke
- ✓ 1 rote Rübe
- ✓ 1 Zucchini
- ✓ 1 EL Olivenöl
- ✓ Einige frische Kräuter
- ✓ Etwas Salz & Pfeffer
- ✓ Etwas Kokosblütenzucker

Zubereitung:

1. Wirsingblätter in kochendem Salzwasser kurz blanchieren, dann in Eiswasser abschrecken, den Strunk herauslösen und leicht salzen.
2. Kartoffeln in Salzwasser kochen und anschließend durch die Kartoffelpresse pressen.
3. Karotte und gelbe Rübe knackig kochen und würfeln. Die Maronen klein hacken und in einer Pfanne mit etwas Kokosblütenzucker karamellisieren.
4. Karotten- und Rübenwürfel in Kartoffelmasse unterrühren, mit Maronenkaramell, Kräuter und Gewürze abschmecken und die Masse in die Wirsingblätter einrollen. Evtl. mit kleinen Holzspießchen befestigen.
5. Die Rouladen im Ofen bei 110° C, Umluft für 10 Minuten backen.
6. Währenddessen die Gurke mit den Pilzen in wenig Öl leicht andünsten, würzen und abschmecken.
7. Rote Rübe und Zucchini in Stücke schneiden, mit etwas Öl mischen und salzen.
8. Alles zusammen auf einem Teller anrichten und servieren.

Auflauf mit Mangold

Portionen: 2
Schwierigkeit: einfach

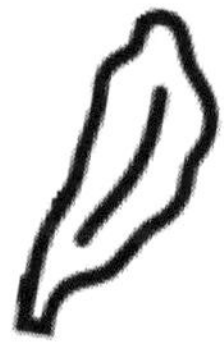

Zutaten:

- ✓ 2 Mangold
- ✓ 2 Schalotten
- ✓ 4 Tomaten
- ✓ 2 Datteln, entsteint
- ✓ 150 ml basische Gemüsebrühe
- ✓ 1 Hand voll Paranüsse
- ✓ 3 EL Olivenöl
- ✓ Etwas Zimt und Muskat
- ✓ Etwas Salz und Pfeffer

Zubereitung:

1. Mangold waschen, den Strunk auslösen und in Streifen schneiden. Danach in eine gefettete Auflaufform legen, salzen und pfeffern.
2. Tomaten waschen, klein schneiden und in Öl andünsten. Anschließend mit den Gewürzen pürieren und über den Mangold streichen.
3. Datteln in kleine Stücke schneiden und zusammen mit der Gemüsebrühe in die Auflaufform geben.
4. Den Auflauf circa 20 Minuten bei 160° C, Umluft backen.
5. Schalotten abziehen, würfeln und in Öl andünsten. Die Nüsse etwas anrösten.
6. Mangoldauflauf mit den Schalotten und Nüssen servieren.

Süßkartoffelpommes mit Salsa

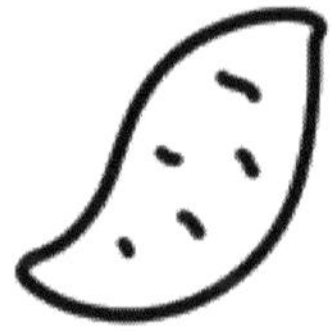

Portionen: 2
Schwierigkeit: einfach

Zutaten Pommes:

- ✓ 500 g Süßkartoffeln
- ✓ 4 EL kaltgepresstes Olivenöl
- ✓ Etwas Kreuzkümmel, Kurkuma, Paprikapulver
- ✓ Etwas Salz
- ✓ Frischer Schnittlauch, zum Bestreuen

Zutaten Salsa:

- ✓ 1 Mango
- ✓ 1 Schalotte
- ✓ 3 mittelgroße Tomaten
- ✓ 1 cm Ingwer, frisch und klein gewürfelt
- ✓ 2 EL kaltgepresstes Olivenöl
- ✓ Etwas Kurkuma
- ✓ Etwas Salz und Pfeffer
- ✓ Etwas frischer Koriander, für das Servieren

Zubereitung Pommes:

1. Kartoffeln waschen, schälen und in Stifte schneiden.
2. Backofen auf 160° C, Umluft vorheizen.
3. In einer großen Schüssel Öl und Gewürze mischen, die Kartoffelstifte dazugeben und gut verrühren.
4. Marinierte Pommes auf ein Backblech geben und bei mittlerer Schiene 20 Minuten backen. Dazwischen den Backofen weit öffnen, um die Luftfeuchte entweichen zu lassen.
5. Am Ende mit geschnittenen Schnittlauch-Röllchen servieren und Salsa dazu.

Zubereitung Salsa:

1. Mango schälen, Kern entfernen und klein würfeln.
2. Schalotten abziehen, würfeln und in Öl andünsten.
3. Tomaten waschen, würfeln und zu den Schalotten hinzugeben, 6 Minuten einköcheln lassen.
4. Mangowürfel mit Gewürzen zufügen und 3 Minuten weiterköcheln.
5. Vom Herd nehmen, in eine Schüssel füllen und mit Koriander bestreut servieren.

Gedünsteter Brokkoli mit Sprossen

Portionen: 2
Schwierigkeit: einfach

Zutaten:

- ✓ 500 g Brokkoli
- ✓ 125 ml basische Gemüsebrühe
- ✓ 100 g Brokkoli-Sprossen
- ✓ 1 EL kaltgepresstes Kokosöl
- ✓ 3 EL frische Kräuter
- ✓ 3 EL Bio-Sahne
- ✓ 1 TL Muskat

Zubereitung:

1. Brokkoli in Stiel und Röschen aufteilen.
2. Brokkolistiele putzen und in Scheiben schneiden, dann in Kokosöl andünsten.
3. Brokkoliröschen dazugeben, mit der Gemüsebrühe ablöschen.
4. Alles circa 10 Minuten garen und mit Bio-Sahne, frischen Kräutern, Salz und Muskat abschmecken.
5. Kurz vor dem Servieren mit Brokkoli-Sprossen bestreuen.
6. Guten Appetit!

Pastinaken und Karotten vom Blech

Portionen: 4
Schwierigkeit: mittel

Zutaten:

Für das Gemüse

- ✓ 500 g Pastinaken
- ✓ 300 g Karotten

Flüssige Zutaten und Gewürze

- ✓ 5 EL Kokosöl
- ✓ Kräutersalz
- ✓ 3 Zweige Rosmarin

Zubereitung:

1. Den Backofen auf 200° C vorheizen
2. Pastinaken und Karotten schälen und in Stifte schneiden. Anschließend auf ein mit Backpapier ausgelegtes Blech legen.
3. Das Gemüse gut salzen, Rosmarinzweige halbieren und zwischen das Gemüse legen.
4. Alles mit Kokosöl beträufeln und etwa 30 Minuten im Ofen garen.
5. Auf einem Teller servieren und schmecken lassen.

Kartoffelauflauf

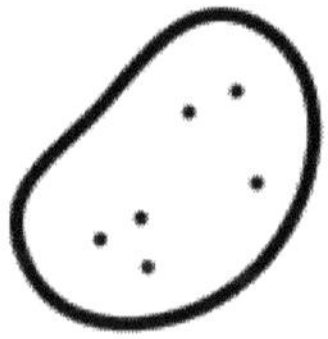

Portionen: 2
Schwierigkeit: mittel

Zutaten :

- ✓ 500 g mittelgroße, festkochende Kartoffeln
- ✓ 1 Stange Lauch
- ✓ 300 ml Bio-Sahne, möglichst in Rohmilchqualität
- ✓ 100 ml basische Gemüsebrühe
- ✓ 1 EL Bio-Butter
- ✓ Etwas Paprikapulver, edelsüß
- ✓ Etwas Salz & Pfeffer

Zubereitung:

1. Kartoffeln schälen, waschen, in dünne Scheiben schneiden. Lauch waschen, schräg in 1 cm dicke Scheiben schneiden.
2. Den Backofen auf 170° C vorheizen.
3. Eine kleine Auflaufform mit Butter einfetten.
4. 1/3 der Kartoffelscheiben als unterste Schicht der Form auslegen und leicht mit Salz und Pfeffer würzen, dann folgt eine Schicht mit Lauch, im Anschluss wieder die Kartoffeln - leicht würzen - und mit der Hälfte der Gemüsebrühe übergießen. Dann wieder eine Lauchschicht und abschließend noch eine Kartoffelschicht.
5. Noch einmal würzen und mit der restlichen Gemüsebrühe begießen.
6. Zum Schluss die Sahne gleichmäßig über den Auflauf verteilen und mit Paprikapulver bestreuen.
7. Ca. 50 Minuten im Ofen backen, bis die Kartoffeln weich sind und die Sahne eingezogen ist.

Ofengemüse mediterran

Portionen: 2
Schwierigkeit: einfach

Zutaten:

- ✓ 2 Zucchini
- ✓ 3 Paprika
- ✓ 15 Cherrytomaten
- ✓ 1 Aubergine
- ✓ 2 Schalotten
- ✓ 10 Oliven
- ✓ 1 Knoblauchzehe
- ✓ Etwas Thymian
- ✓ Etwas Oregano
- ✓ Etwas Basilikum
- ✓ 1 Prise Pfeffer
- ✓ 4 EL kaltgepresstes Olivenöl

Zubereitung:

1. Das Gemüse waschen. Die Paprika entkernen und Scheiben schneiden. Zucchini und Aubergine in dünne Scheiben schneiden. Schalotten und Knoblauch schälen und Ringe schneiden. Oliven in Ringe schneiden. Die Kirschtomaten bleiben ganz.
2. Das Ofengemüse in eine große Auflaufform oder ein tiefes Backblech geben und gut mit dem Öl vermengen.
3. Das mediterrane Ofengemüse im vorgeheizten Backofen bei 160 Grad, Umluft circa 25-30 Minuten garen. Zwischendurch einmal umrühren.
4. Die Kräuter waschen und fein schneiden.
5. Nach dem Backen das Ofengemüse mit Salz, Pfeffer und den Kräutern abschmecken und servieren.

Chilli-Kürbis aus dem Ofen

Portionen: 4
Schwierigkeit: mittel

Zutaten:

- ✓ 1 Hokkaido-Kürbis
- ✓ 3 Chilischoten
- ✓ 1 EL Agavendicksaft
- ✓ 4 EL Bio-Zitrone
- ✓ ½ TL Koriander, gemahlen
- ✓ 6 EL Olivenöl
- ✓ 1 TL Salz
- ✓ Etwas Pfeffer

Zubereitung:

1. Hokkaido-Kürbis waschen und als Ganzes auf einem Backblech, 20 Min. bei 150 ° C in den Ofen stellen (so wird er zum Schneiden weich).
2. Den vorgegarten Hokkaido etwas abkühlen lassen, halbieren, Kerne und Strunk entfernen und in Scheiben oder Spalten schneiden. Der Hokkaido muss nicht geschält werden.
3. Rote Chilis putzen, entkernen und fein hacken. Mit Olivenöl, Agavendicksaft, Zitronensaft und Koriander verrühren.
4. Hokkaido-Kürbis-Scheiben auf ein sauberes Backblech geben und mit der Chili-Marinade verrühren.
5. Im vorgeheizten Backofen bei 160° C, Umluft circa 15-20 Minuten garen. Zwischendurch zweimal umrühren.
6. Nach dem Backen Chilikürbis mit Salz und Pfeffer abschmecken und es sich schmecken lassen.

Pikantes Pilzcurry

Portionen: 2
Schwierigkeit: mittel

Zutaten:

- ✓ 400 g gemischte Pilze
- ✓ 1 Fleischtomate
- ✓ 1 Schalotte
- ✓ 1 Knoblauchzehe
- ✓ 1 Stück Ingwer, ca. 3 cm
- ✓ ½ rote Chilischote
- ✓ 3 EL Kokosöl oder Olivenöl
- ✓ 1 TL schwarze Senfsamen
- ✓ 1 gehäufter TL mittelscharfes Currypulver
- ✓ Etwas Salz und Pfeffer
- ✓ Einige Korianderblätter

Zubereitung:

1. Schalotte und Knoblauch abziehen und in feine Würfel schneiden. Ingwer schälen und fein reiben. Chilischote halbieren, entkernen und fein hacken.
2. Schalotte, Knoblauch, Ingwer, Chili und Senfsamen in einer Pfanne mit Öl dünsten.
3. Currypulver hinzufügen und 2 Minuten weiter schmoren.
4. Pilze putzen, in grobe Stücke schneiden und zur Pfanne hinzugeben. Salzen, Pfeffern und mit etwas Wasser ablöschen. Dann 10 Minuten einköcheln.
5. Tomate häuten und in Scheiben schneiden.
6. Temperatur erhöhen und Tomaten zugeben. Weitere 5 Minuten braten, bis die Pilze gut gebräunt sind.
7. Mit Koriander bestreut servieren und genießen.

Süßkartoffel-Zucchini-Burger

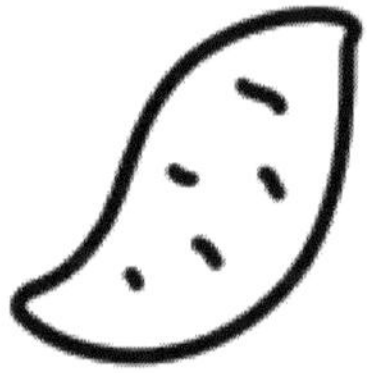

Portionen: 2
Schwierigkeit: einfach

Zutaten:

- ✓ 2 Süßkartoffeln
- ✓ 1 Zucchini
- ✓ 2 Zwiebeln
- ✓ 3 Schalotten
- ✓ 4 große Tomaten
- ✓ 1 Tasse basische Gemüsebrühe
- ✓ 1 EL Kokosöl
- ✓ 2 Lauchzwiebeln
- ✓ Evtl. etwas Agavendicksaft
- ✓ Etwas Mandelmus
- ✓ Etwas Thymian und Rosmarin
- ✓ Etwas Salz und Pfeffer

Zubereitung:

1. Die Gemüsezwiebel in Ringe schneiden, in einer Kasserolle mit Öl andünsten, die Gemüsebrühe hinzufügen und etwas kochen. Ist die Zwiebel weich, dann mit 2 EL Mandelmus pürieren.
2. Schalotten abziehen, würfeln und in Pfanne mit Öl andünsten. Tomaten würfeln, zu den Schalotten geben, etwas einköcheln und anschließend würzen. Eventuell süßen.
3. Süßkartoffeln waschen, schälen und in Scheiben schneiden. Zucchini waschen und ebenfalls in Scheiben schneiden. Die Scheiben würzen und in einer Pfanne mit Öl anbraten. Vom Herd nehmen, mit Salz und Chili abschmecken und abgedeckt 3 Minuten ziehen lassen.
4. Die Süßkartoffel und Zucchinischeiben mit der Gemüsezwiebelcreme, den Tomatensud und der geschnittenen Lauchzwiebel schichten.
5. Dazu passen gut Süßkartoffelpommes und als Frischekick einige darüber gestreute Sprossen.

Auberginenröllchen mit Kartoffel-Basilikum-Creme

Portionen: 2
Schwierigkeit: schwierig

Zutaten:

- ✓ 1 Aubergine
- ✓ 2 EL Olivenöl
- ✓ 4 Kartoffel
- ✓ 15 g frischer Basilikum
- ✓ Etwas Salz und Pfeffer

Zubereitung:

1. Auberginen waschen, putzen und der Länge nach in 0,5 cm dünne Scheiben schneiden. Anschließend salzen und etwa 20 Minuten ziehen lassen.
2. Kartoffeln waschen, schälen, würfeln und in Salzwasser circa 25 Minuten garen.
3. Die Auberginenscheiben auf beiden Seiten mit Öl bestreichen und anbraten.
4. Die fertigen Kartoffeln mit der Gabel zerdrücken und mit etwas Öl, Salz, Pfeffer und dem gehackten Basilikum vermischen. Ist die Kartoffelmasse zu trocken, etwas Wasser oder Olivenöl zufügen.
5. Kartoffel-Basilikum-Creme zu Klößchen formen, mit den Auberginenscheiben umwickeln und mit einem Spieß befestigen.
6. Guten Appetit!

Bratkartoffeln von Oma

Portionen: 2
Schwierigkeit: einfach

Zutaten:

- ✓ 1 kg Kartoffeln, vorgekocht
- ✓ 3 Schalotten
- ✓ 2 Knoblauchzehen
- ✓ 3 EL Kokosöl
- ✓ 2 EL Zitronensaft
- ✓ 2 EL Kümmel
- ✓ Etwas Paprikapulver, edelsüß
- ✓ Etwas Salz und Pfeffer

Zubereitung:

1. Die Schalotten schälen und achteln und in dem Kokosöl glasig dünsten.
2. Die Kartoffeln waschen, in kleine, dünne Scheiben schneiden, mit in die Pfanne geben und scharf anbraten. Ab und zu wenden. Zum Ende hin den klein geschnittenen Knoblauch hinzufügen.
3. Sind die Bratkartoffeln rundherum schön knusprig, dann Kümmel, Salz und Pfeffer und Zitronensaft zugeben.
4. Mit Paprika bestäubt servieren.

Pfannkuchen aus Kichererbsen

Portionen: 2
Schwierigkeit: einfach

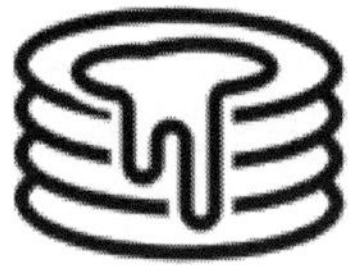

Zutaten:

- ✓ 400 g gekeimtes Kichererbsenmehl
- ✓ 200-300 ml Mandelmilch, selbst hergestellt
- ✓ Etwas Salz und Pfeffer
- ✓ Etwas Sonnenblumenöl
- ✓ Evlt. Kokosblütenzucker oder Trockenfrüchte, zum Süßen

Zubereitung:

1. Alle Zutaten, außer das Öl, zu einem glatten Teig verquirlen. Dabei die Mandelmilch vorsichtig hinzufügen, je nach Bedarf.
2. Das Sonnenblumenöl in einer Pfanne auf Temperatur bringen.
3. Genügend Teigmasse in die Pfanne geben und von beiden Seiten goldgelb anbraten.
4. Je nach Belieben mit Kokosblüten-zucker, Trockenobst oder auch herzhaft, bspw. mit Pesto verzehren.

„Ummandelter“ Spargel

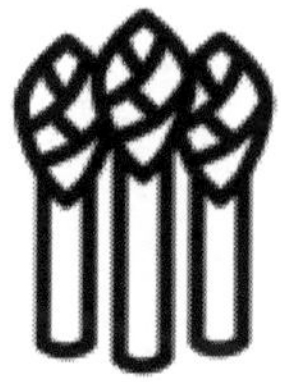

Portionen: 2
Schwierigkeit: mittel

Zutaten:

- ✓ 14 Stangen Spargel
- ✓ 4 Karotten
- ✓ 150 ml basische Gemüsebrühe
- ✓ 1 Zitrone
- ✓ 3 EL gemahlene Mandeln
- ✓ 1 EL Thymian
- ✓ 3 EL Olivenöl
- ✓ Etwas Salz und Pfeffer
- ✓ Etwas Schnittlauch, frisch

Zubereitung:

1. Vom Spargel eventuell hölzerne Stellen entfernen und mit den längs geschnittenen Karotten im Topf mit heißen Wasser bissfest dünsten.
2. Jeweils 2 Stangen Spargel und dazu 2-4 Karottenstreifen mit dem Schnittlauch leicht zusammenknoten und in eine Auflaufform legen.
3. Die Gemüsebrühe eingießen, Öl darüber tröpfeln und würzen.
4. Mandeln mit abgeriebener Zitronenschale und Thymian mischen und über die Spargelpakete streuen.
5. Im Backofen bei 160° C circa 15 Minuten backen.
6. Guten Appetit!

Möhrenspaghetti mit Tomaten-Spinat-Creme

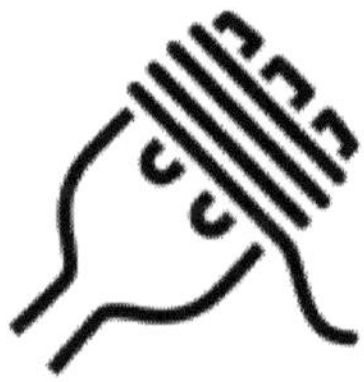

Portionen: 2
Schwierigkeit: mittel

Zutaten Spaghetti:

- ✓ 6 große Möhren
- ✓ 1 Zitrone
- ✓ 1 EL Olivenöl
- ✓ Etwas Paprikapulver
- ✓ Etwas Petersilie

Zutaten Creme:

- ✓ 200 g Spinat, frisch
- ✓ 1 Schalotte
- ✓ 2 große Tomaten
- ✓ 1 EL Olivenöl
- ✓ Etwas Salz und Pfeffer

Zubereitung:

1. Möhren putzen, schälen und mit Spiralschneider in Spaghetti oder per Hand und Messer sehr dünne Streifen schneiden. Diese in Öl in einer Pfanne andünsten, dann mit circa 100 ml Wasser ablöschen und mit ½ TL Zitronensaft und Paprikapulver würzen. Die Spaghetti ungefähr noch 7 Minuten weich garen.
2. Spinat waschen, in Salzwasser kochen und danach zerkleinern. Tomaten waschen, halbieren, aushöhlen und fein schneiden. Schalotte abziehen und würfeln. Alles zusammen mischen, würzen, im Topf mit Öl etwas dünsten und am Schluss pürieren.
3. Alles miteinander anrichten und mit Petersilie bestreut servieren.

Kroketten aus Kichererbsen

Portionen: 2
Schwierigkeit: mittel

Zutaten:

- ✓ 2 Kartoffeln
- ✓ 1 Zwiebel
- ✓ 500 g gekeimte Kichererbsen
- ✓ 1 Bund Petersilie
- ✓ 1 EL Kokosöl
- ✓ Etwas Salz und Pfeffer

Zubereitung:

1. Kartoffeln und Kichererbsen waschen und in Salzwasser kochen. Anschließend in eine Schüssel geben und pürieren.
2. Zwiebel schälen. Petersilie mit Zwiebel kleinhacken und mit dem Püree vermengen. Alles mit Salz und Pfeffer abschmecken.
3. Aus dem Kartoffel-Kichererbsen-Teig Kroketten formen und in etwas Öl anbraten. Wenden, bis sie auf beiden Seiten goldbraun sind.
4. Guten Appetit!

Suppen

Einfache Kartoffelsuppe

Portionen: 4
Schwierigkeit: einfach

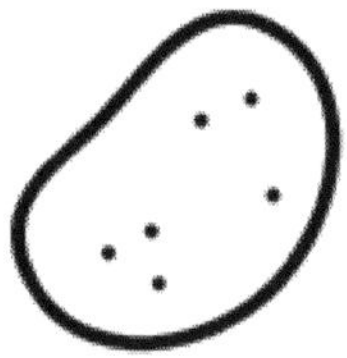

Zutaten:

- ✓ 400 g Kartoffeln
- ✓ 1 Zwiebel
- ✓ 400 ml basische Gemüsebrühe
- ✓ 2 EL Rapsöl
- ✓ Etwas Salz

Zubereitung:

1. Kartoffeln waschen, schälen und in Stücke schneiden.
2. Zwiebel schälen und würfeln.
3. Öl in Topf erhitzen, Kartoffeln und Zwiebel dazugeben und andünsten.
4. Mit 200 ml Wasser und der Gemüsebrühe auffüllen und 25 Minuten köcheln.
5. Anschließend würzen, pürieren und abschmecken.
6. Guten Appetit!

Kohlrabisuppe

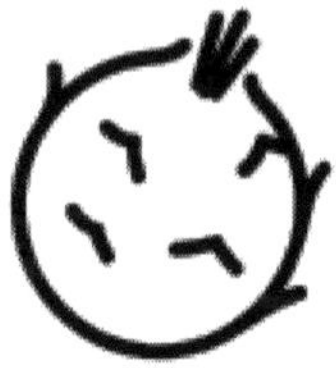

Portionen: 2
Schwierigkeit: mittel

Zutaten:

- ✓ 2 Kohlrabi
- ✓ 2 Kartoffeln
- ✓ 1 Schalotte
- ✓ 3 EL kaltgepresstes Olivenöl
- ✓ 750 ml basische Gemüsebrühe
- ✓ Etwas Muskatnuss, gerieben
- ✓ Etwas Piment
- ✓ Etwas Salz und Pfeffer
- ✓ Etwas Petersilie

Zubereitung:

1. Kohlrabi und Kartoffeln waschen, schälen und in grobe Stücke schneiden.
2. Schalotte schälen, fein hacken und in einer Pfanne mit Öl andünsten.
3. Kohlrabi- und Kartoffelstücke dazugeben und circa 2 Minuten weiterdünsten.
4. Mit Gemüsebrühe ablöschen und alles zum Kochen bringen. Dann köchelnd ca. 15 bis 20 Minuten garen.
5. Mit einem Pürierstab pürieren, würzen und abschmecken.
6. Petersilie waschen, hacken und beim Servieren über die Kohlrabisuppe streuen.
7. Guten Appetit!

Borschtsch

Portionen: 2
Schwierigkeit: einfach

Zutaten:

- ✓ 1 Zwiebel
- ✓ 200 g Weißkohl
- ✓ 200 g festkochende Kartoffeln
- ✓ 200 g Rote Bete
- ✓ 500 ml basische Gemüsebrühe
- ✓ 1 EL Kürbiskernöl
- ✓ Etwas Salz und Pfeffer
- ✓ Etwas Kümmel und Koriander
- ✓ Koriandergrün zum Garnieren

Zubereitung:

1. Die Zwiebel, Kartoffeln und Rote Bete schälen und würfeln. Den Kohl waschen, putzen und in feine Streifen schneiden.
2. Die Zwiebel in einem Topf in heißem Öl glasig schwitzen. Dann die Kartoffeln, die Rote Bete und den Kohl zugeben.
3. Mit der Brühe angießen und circa 20 Minuten köcheln lassen. Das Gemüse sollte gar sein, aber noch leichten Biss haben.
4. Mit Salz, Pfeffer, Kümmel und Koriander abschmecken und auf Teller verteilen.
5. Mit Koriandergrün garniert servieren und genießen.

Meerrettich-Kresse-Topf

Portionen: 2
Schwierigkeit: mittel

Zutaten:

- ✓ 3 mittelgroße Kartoffeln
- ✓ 1 Zwiebel
- ✓ 3 EL frischer Meerrettich
- ✓ 2 Päckchen Kresse
- ✓ 1 Zitrone
- ✓ 1 Orange
- ✓ 2 EL kaltgepresstes Olivenöl
- ✓ Etwas Kurkuma, Muskatnuss
- ✓ Etwas Salz

Zubereitung:

1. Kartoffeln und Zwiebel schälen, in Stücke schneiden und in einem Topf mit Öl anschwitzen.
2. Dann mit circa 500 ml Wasser ablöschen und Salz, ½ TL Zitronensaft und eine Prise Kurkuma dazugeben. Ungefähr 15 Minuten köcheln lassen.
3. Anschließend pürieren und den geschälten und geriebenen Meerrettich unterheben.
4. Alles abschmecken, die Kresse einrühren und mit etwas geriebener Orangenschale garnieren.
5. Guten Appetit!

Grüne Kartoffel-Suppe

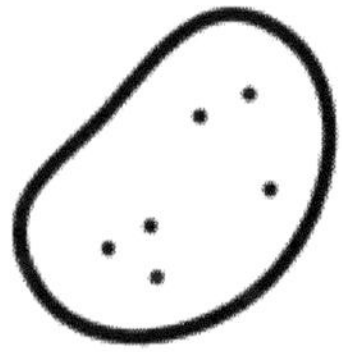

Portionen: 2
Schwierigkeit: einfach

Zutaten:

- ✓ 400 g Spinat, frisch
- ✓ 100 g Kartoffeln
- ✓ 200 ml Kokosmilch
- ✓ 400 ml Gemüsebrühe
- ✓ 2 EL Kokosöl
- ✓ 1 Zitrone
- ✓ Etwas Curry und Kurkuma
- ✓ Etwas Salz und Pfeffer

Zubereitung:

1. Spinat waschen und in heißem Wasser kurz blanchieren.
2. Kartoffeln waschen, schälen und klein schneiden. Zusammen mit dem Spinat in einen Topf mit Öl erhitzen.
3. Gemüsebrühe eingießen, etwa 10 Minuten einköcheln lassen und anschließend pürieren.
4. Kokosmilch und Gewürze unterrühren, abschmecken und servieren.
5. Guten Appetit!

Cremige Paprika-Suppe

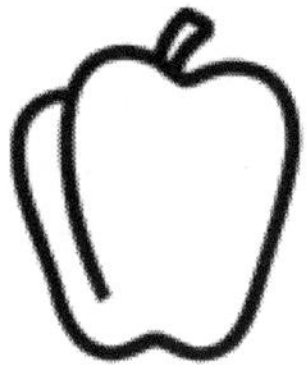

Portionen: 2
Schwierigkeit: einfach

Zutaten:

- ✓ 3 rote Paprikaschoten
- ✓ 3 EL rohe Kartoffel, geraspelt
- ✓ 750 ml basische Gemüsebrühe
- ✓ 125 g Bio-Sahne
- ✓ 1 Kästchen frische Kresse
- ✓ Etwas Salz und Pfeffer

Zubereitung:

1. Paprika waschen, entkernen, würfeln und zusammen mit den Kartoffelraspeln in heißer Gemüsebrühe 10 Min. garen. Anschließend pürieren.
2. Sahne in die Paprikasuppe geben, kurz verrühren und erhitzen, bis die Suppe eingedickt ist.
3. Die Suppe würzen, abschmecken und servieren. Dabei ein paar Spritzer Sahne zum Garnieren auf die Suppe geben und mit Kresse bestreuen.

Fenchelsuppe

Portionen: 2
Schwierigkeit: einfach

Zutaten:

- ✓ 2 Fenchel
- ✓ 3 Kartoffeln
- ✓ 1 Zwiebel
- ✓ 500 ml Gemüsebrühe
- ✓ 1 EL Sonnenblumenöl
- ✓ Etwas Kurkuma und Muskat
- ✓ Etwas Salz und Pfeffer

Zubereitung:

1. Fenchel waschen und klein schneiden. Dabei das Kraut für das Garnieren beiseitelegen und den Strunk entfernen.
2. Kartoffeln waschen, schälen und in Stücke schneiden. Schalotte abziehen, klein schneiden und in Öl andünsten. Fenchel und Kartoffeln hinzugeben und weiterdünsten. Mit Gemüsebrühe ablöschen und das Gemüse garköcheln.
3. Zum Garende alles pürieren, würzen und mit Fenchelgrün garniert servieren.
4. Guten Appetit!

Kalte Gerichte

Avocado-Creme

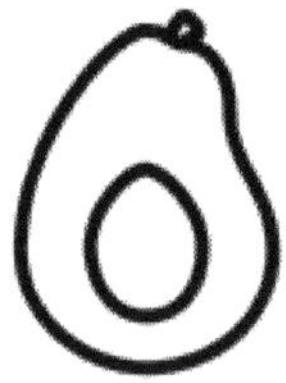

Portionen: 2
Schwierigkeit: einfach

Zutaten:

- ✓ 1 reife Avocado
- ✓ 2 EL frische, gehackte Kräuter
- ✓ 2 Spritzer Zitronensaft
- ✓ 1 TL Schabzigerklee
- ✓ Etwas Acerolapulver
- ✓ Etwas Salz und Pfeffer

Zubereitung:

1. Avocado halbieren und entsteinen, mit einer Gabel das Fruchtfleisch herausholen, zerdrücken und mit Acerolapulver bestreuen.
2. Kräuter und Zitronensaft unter die Masse rühren und mit Gewürze abschmecken.
3. Pur oder zu verschiedenem Gemüse genießen.

Pesto aus wilden Kräutern

Portionen: 2
Schwierigkeit: einfach

Zutaten:

- ✓ 200 g Mandeln
- ✓ 200 g Kräuter und Blüten, zum Beispiel Brennnessel, Vogelmiere, Gänseblümchen, Giersch, Knoblauchsrauke, Löwenzahn, usw.
- ✓ 400 ml kaltgepresstes Olivenöl
- ✓ Etwas Salz und Pfeffer

Zubereitung:

1. Mandeln in einer Pfanne etwas rösten und die Kräuter hacken.
2. Alles zusammen mit Öl und Gewürze pürieren und abschmecken.
3. Kann als Dip zu verschiedenem Gemüse gegessen werden oder pur zu Chicorée.

Rote Bete Tatar

Portionen: 2
Schwierigkeit: mittel

Zutaten:

- ✓ 2 Knollen Rote Bete, frisch
- ✓ 2 Schalotten
- ✓ 4 EL Hirse-Keimlinge, getrocknet
- ✓ 3 EL kaltgepresstes Sonnenblumenöl
- ✓ 1 TL Meerrettich, frisch gerieben
- ✓ ½ Zitrone, Saft
- ✓ Etwas Salz & Pfeffer
- ✓ Zum Servieren: 1 Knolle Gelbe Bete, vorgekocht und etwas Petersilie

Zubereitung:

1. Rote Bete und Schalotten schälen, klein würfeln und miteinander vermischen.
2. Die Masse mit den Keimlingen, Öl, Meerrettich, Zitronensaft und Gewürze mischen und 15 Minuten ziehen lassen.
3. Vorgekochte Bete in Scheiben schneiden und damit einen Kreis auf dem Teller legen. Darauf einen Ring setzen und das Tatar einfüllen.
4. Mit Petersilie bestreuen und genießen.

Rohes gelbe Bete Carpaccio

Portionen: 2
Schwierigkeit: einfach

Zutaten:

- ✓ 2 gelbe Bete
- ✓ 1 Karotte
- ✓ 1 TL Hanföl
- ✓ Etwas Meerrettich
- ✓ Salz nach Bedarf

Zubereitung:

1. Gelbe Bete waschen, schälen und in sehr dünne Scheiben schneiden oder hobeln. Auf einen Teller anrichten.
2. Karotte waschen, schälen und raspeln. Über die Bete verteilen.
3. Mit Öl beträufeln, Meerrettich darauf geben und evtl. etwas salzen.
4. Guten Appetit!

Grünes Gazpacho

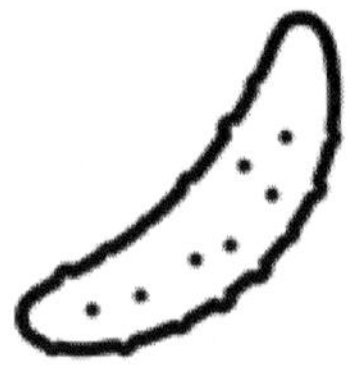

Portionen: 2
Schwierigkeit: einfach

Zutaten:

- ✓ 1 große grüne Gurke
- ✓ 1 Frühlingszwiebel
- ✓ 1 Knoblauchzehe
- ✓ 400 ml basische Gemüsebrühe
- ✓ 1 EL Mandelmus
- ✓ 1 EL kaltgepresstes Olivenöl
- ✓ ½ Bund Dill
- ✓ Etwas Salz und Pfeffer

Zubereitung:

1. Gurke und Frühlingszwiebel waschen und in Stücke schneiden. Knoblauch abziehen und klein schneiden. Dill waschen und hacken.
2. Alle Zutaten miteinander vermengen und pürieren.
3. Guten Appetit!

Rotes Gazpacho

Portionen: 2
Schwierigkeit: leicht

Zutaten:

- ✓ ½ grüne Gurke
- ✓ 350 g Tomaten
- ✓ 1 rote Paprika
- ✓ 1 Schalotte
- ✓ 400 ml basische Gemüsebrühe
- ✓ 1 EL Mandelmus
- ✓ 1 EL kaltgepresstes Olivenöl
- ✓ Etwas Salz und Pfeffer

Zubereitung:

1. Gurke und Tomaten waschen und in würfeln. Paprika waschen, entkernen und in Stücke schneiden. Schalotte abziehen und klein schneiden.
2. Alle Zutaten miteinander vermengen und pürieren.
3. Guten Appetit!

Sommer-Gazpacho

Portionen: 2
Schwierigkeit: leicht

Zutaten:

- ✓ ½ grüne Gurke
- ✓ 3 Hände voll Sommerportulak
- ✓ 250 ml Gemüsebrühe
- ✓ 300 ml Mandelmilch, selbst hergestellt
- ✓ 1 Bund Dill
- ✓ 3 Stängel Pfefferminze
- ✓ 2 EL Sesam
- ✓ Etwas Kreuzkümmel und Kukuma
- ✓ Etwas Kokosblütensirup
- ✓ Etwas Salz und Pfeffer

Zubereitung:

1. Gurke waschen, schälen und Stücke schneiden. Portulak waschen und zerrupfen. Dill und Pfefferminze waschen und hacken.
2. Alle Zutaten pürieren, das Gazpacho abschmecken und servieren.
3. Guten Appetit!

Erfrischendes Gazpacho

Portionen: 2
Schwierigkeit: einfach

Zutaten:

- ✓ 250 g Tomaten
- ✓ 200 g Erdbeeren
- ✓ 100 g grüne Gurke
- ✓ 1 Frühlingszwiebel
- ✓ 100 ml Tomatensaft, frisch
- ✓ 2 EL Olivenöl
- ✓ Etwas Chilli und Basilikum
- ✓ 1 TL Agavendicksaft
- ✓ Etwas Salz und Pfeffer

Zubereitung:

1. Tomaten und Gurke waschen und würfeln. Erdbeeren waschen und in kleine Stücke schneiden, dabei den Blattansatz ausschneiden. Frühlingszwiebel schälen und würfeln.
2. Alle Zutaten zusammen pürieren, würzen, abschmecken und servieren.
3. Guten Appetit!

Avocado-Gazpacho

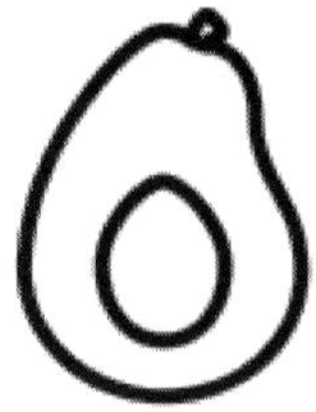

Portionen: 2
Schwierigkeit: leicht

Zutaten:

- ✓ 2 Avocado
- ✓ 2 Limetten
- ✓ 6 kleine Tomaten
- ✓ 250 ml Mandelmilch, selbst hergestellt
- ✓ 1 Hand voll Blumenkohlkeimlinge
- ✓ 1 Hand voll Kresse
- ✓ Etwas Chilli
- ✓ Etwas Salz und Pfeffer

Zubereitung:

1. Avocado entkernen und aushöhlen. Limetten auspressen. Avocadofleisch, Limettensaft, Mandelmilch, Chilli, Salz und Pfeffer pürieren.
2. Tomaten waschen und klein würfeln und mit Salz, Pfeffer, Kresse und Keimlingen mischen.
3. Avocadocreme mit Tomatenmischung servieren.
4. Guten Appetit!

Desserts

Chia-Carob-Pudding

Portionen: 2
Schwierigkeit:

Zutaten:

- ✓ 3 EL Chiasamen
- ✓ 2 EL Carobpulver
- ✓ 2 EL Kokosblütenzucker
- ✓ 1 TL Zimt
- ✓ 300 ml Wasser
- ✓ 100 g Beeren

Zubereitung:

1. Chiasamen, Carobpulver, Kokosblütenzucker, Zimt und Wasser miteinander vermengen und über Nacht im Kühlschrank quellen lassen.
2. Am Folgetag die Beeren zur Masse geben und schmecken lassen.

Obst mit Kefir

Portionen: 2
Schwierigkeit: einfach

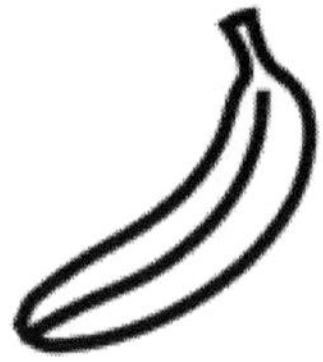

Zutaten:

- ✓ 1 Banane
- ✓ 2 Kiwis
- ✓ 100 ml Kefir
- ✓ 2 EL Leinsamen
- ✓ etwas Zitronensaft

Zubereitung:

1. Banane klein schneiden und mit etwas Zitronensaft beträufeln, damit sie nicht braun wird.
2. Kiwis klein schneiden und mit der Banane in Schalen aufteilen.
3. Kefir verquirlen und über das Obst verteilen.
4. Mit Leinsamen bestreut servieren und genießen.

Cremige Früchtchen

Portionen: 2
Schwierigkeit: einfach

Zutaten:

- ✓ 1 Avocado
- ✓ Eine Hand voll schwarzen Johannisbeeren
- ✓ 5 Paranüsse
- ✓ 2 EL Erdmantelflocken
- ✓ 1 EL Chiasamen
- ✓ 200 ml Mandelmilch, selbst hergestellt

Zubereitung:

1. Avocado halbieren, entsteinen und aushöhlen. Beeren waschen und abzupfen.
2. Alle Zutaten pürieren und servieren.
3. Guten Appetit!

Erdbeermus

Portionen: 2
Schwierigkeit: einfach

Zutaten:

- ✓ 2 Avocado
- ✓ 100 g Erdbeeren
- ✓ 2 EL Kokosöl
- ✓ 1 EL Kokosblütensirup

Zubereitung:

1. Avocado halbieren, entsteinen und aushöhlen. Erdbeeren waschen, klein schneiden und dabei Blütenansatz ausschneiden.
2. Alle Zutaten pürieren und servieren.
3. Guten Appetit!

Frucht-Kaltschale

Portionen: 2
Schwierigkeit: einfach

Zutaten:

- ✓ 200 g Erdbeeren
- ✓ Eine Hand voll schwarze Johannisbeeren und Himbeeren, im Mix
- ✓ 1 Zitrone
- ✓ 2 EL Agavendicksaft
- ✓ Etwas Zitronenmelisse
- ✓ Etwas Vanille

Zubereitung:

1. Erdbeeren waschen und klein schneiden, dabei den Stielansatz ausschneiden. Restliche Beeren waschen. Zitrone etwas abreiben und auspressen.
2. Die Hälfte der Beeren mit Zitronensaft und -schale pürieren. Die andere Hälfte vorsichtig unterheben.
3. Die Beerenmasse süßen und Melisse, sowie Vanille unterrühren.
4. Guten Appetit!

Himbeereis

Portionen: 2
Schwierigkeit: einfach

Zutaten:

- ✓ 250 g gefrorene Himbeeren
- ✓ 1 Banane (nicht gefroren!)
- ✓ Evtl. 2-4 Datteln, entsteint

Zubereitung:

1. Himbeeren im gefrorenen Zustand mit der Banane und wenn gewünscht, den Datteln mixen, bis eine cremige Konsistenz erreicht ist. Schon ist das Himbeereis servierbereit.
2. Man kann dieses Eis auch mit anderen Beeren herstellen – ganz nach Belieben. Wichtig ist, dass sie gefroren sind.

Fruchtkuchen

Portionen: 8
Schwierigkeit: schwierig

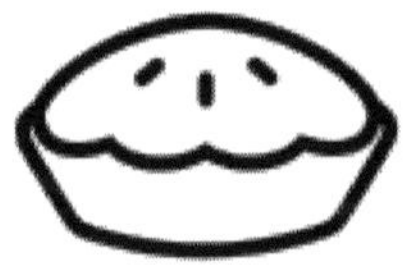

Zutaten Boden:

- ✓ 300 g Mandeln, gemahlen
- ✓ 6 Datteln, püriert
- ✓ 1 Orange, ausgepresst

Zutaten Belag:

- ✓ 100 g Früchte (schwarze Johannisbeeren, Himbeeren, Erdbeeren, usw.)
- ✓ 4 Datteln
- ✓ 2 EL Agavendicksaft
- ✓ Etwa 50 g Erdbeeren und einige Mandelsplitter zum Garnieren

Zubereitung:

1. Für den Boden die Mandeln mit Datteln vermengen und mit dem Orangensaft einen Teig rühren. Diesen rund, wie ein Kuchenboden formen und auf einer Kuchenplatte anrichten.
2. Für den Belag die Früchte mit den Datteln und Sirup pürieren und auf den Kuchenboden streichen.
3. Die 50 g Erdbeeren in Scheiben schneiden und mit den Mandelsplittern den Kuchen garnieren.
4. Kühl stellen und nach circa 2 Stunden servieren.
5. Guten Appetit!

Drinks

Mandelmilch

Portionen: 2
Schwierigkeit: einfach

Zutaten:

- ✓ 100 g Mandeln
- ✓ 1 ½ Liter Wasser

Zubereitung Mandelmilch:

1. 100 g abgezogene Mandeln mit 1 L Wasser bedeckt über Nacht einweichen, dann das Wasser abgießen & Mandeln pürieren.
2. Das Mus mit 0,5 L Wasser aufgießen und nochmals pürieren.
3. Den wässrigen Brei in einem Mull- oder Leinentuch ausdrücken und die Milch auffangen.
4. Kann im Kühlschrank bis zu 4 Tage aufbewahrt werden.

Schwedendrink

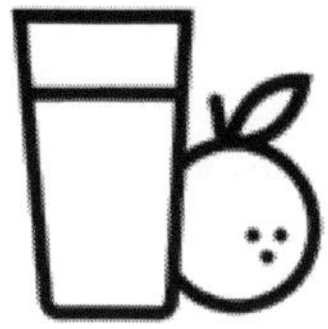

Portionen: 1
Schwierigkeit: einfach

Zutaten:

- ✓ 200 ml Bio-Kefir, möglichst in Rohmilchqualität
- ✓ 100 ml Orangensaft

Zubereitung:

1. Kefir und Orangensaft mixen und schmecken lassen.

Basen-Eistee

Portionen: 1
Schwierigkeit: einfach

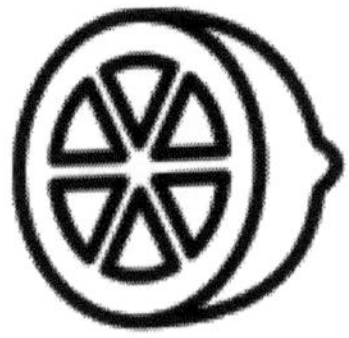

Zutaten:

- ✓ 200 ml Basenkräutertee, abgekühlt
- ✓ ½ Limette, Saft
- ✓ Einige Blätter Zitronenmelisse
- ✓ Nach Belieben Eiswürfel

Zubereitung:

1. Alles miteinander vermischen, kühl stellen und ziehen lassen.
2. Nach 1 bis 2 Stunden genießen.

Green-Wonder

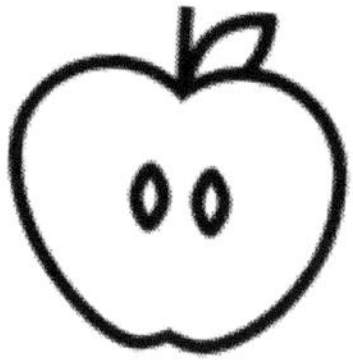

Portionen: 1
Schwierigkeit: einfach

Zutaten:

- ✓ 1 große Kiwi
- ✓ ½ Salatgurke
- ✓ 1 grüner Apfel
- ✓ 25 g Feldsalat
- ✓ ½ Limette
- ✓ 1 Stiel Minze
- ✓ Nach Belieben etwas Kokosblütenzucker

Zubereitung:

1. Kiwi und Gurke in grobe Stücke schneiden. Apfel waschen, vierteln, Kerngehäuse herausschneiden und grob würfeln.
2. Feldsalat vorbereiten. Limettenschale fein abreiben und auspressen.
3. Kiwi, Gurke, Apfel, Salat, Minze, Honig, 1/4 l kaltes Wasser, Limettenschale und -saft fein mixen, evtl. süßen und genießen.

Bonus Smoothierezepte

Als Bonus finden Sie unter dem untenstehenden Link noch köstliche Smoothierezepte zum Download. Diese können Sie ganz einfach herunterladen und ausdrucken.

Hier der Link zum Download:

bit.ly/BonusSmoothie

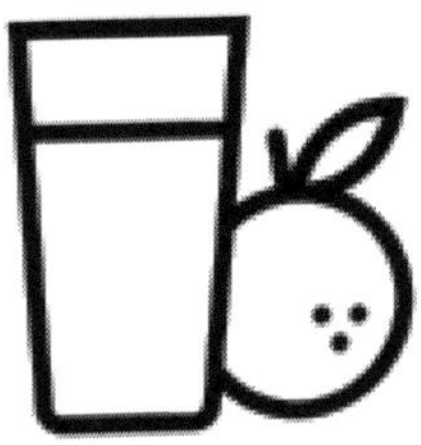

Schlusswort

Mit der basischen Ernährung haben Sie den Schlüssel zur Gesundheit gefunden. Je mehr Sie basische Lebensmittel in Ihren Alltag integrieren, umso mehr werden Sie spüren, wie auch Ihnen diese Ernährungsform guttut! Die in diesem Kochbuch beschriebenen basischen Rezepte erleichtern Ihnen sicher die Ernährungsumstellung, denn sie sind simpel, abwechslungsreich und lecker. Ihr Körper wird es Ihnen danken und Sie werden sich immer gesünder, fitter und vor allem auch schöner fühlen.

Vielen Dank, dass Sie sich für dieses Buch entschieden haben!

Falls Ihnen das Buch gefallen hat, bitte ich Sie um eine positive Buchbewertung.

Dies ist für mich motivierendes Feedback und zusätzlich hilft es anderen Menschen ebenfalls zur Gesundheit zu finden.

Vielen Dank!

Ihre Cosima Glaser

2.Auflage

Kontakt: Christian Schmiedel Griebelstraße 1/ 98630 Römhild
Covergestaltung: Lauria
Coverfoto: depositphotos.com